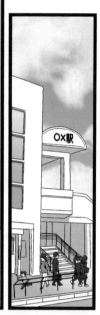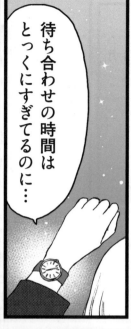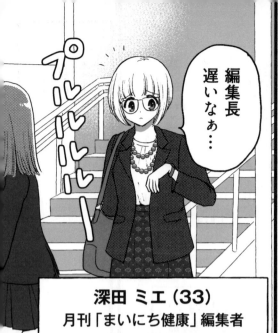

待ち合わせの時間はとっくにすぎてるのに…

編集長遅いなぁ…

深田 ミエ（33）
月刊「まいにち健康」編集者

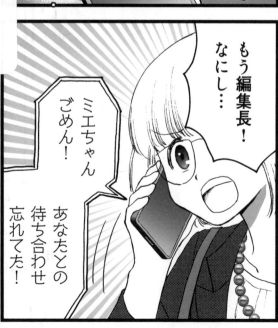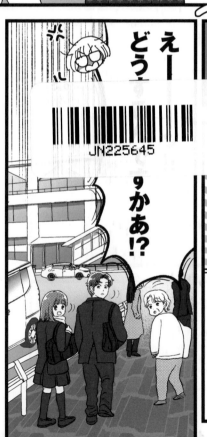

もう編集長！なにし…

ミエちゃんごめん！あなたとの待ち合わせ忘れてた！

えーどう…？かぁ!?

JN225645

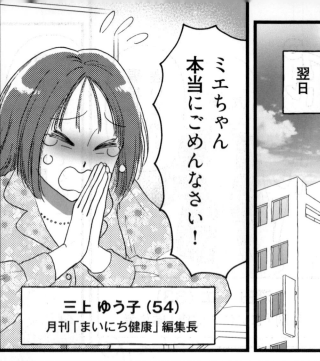
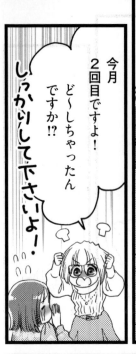

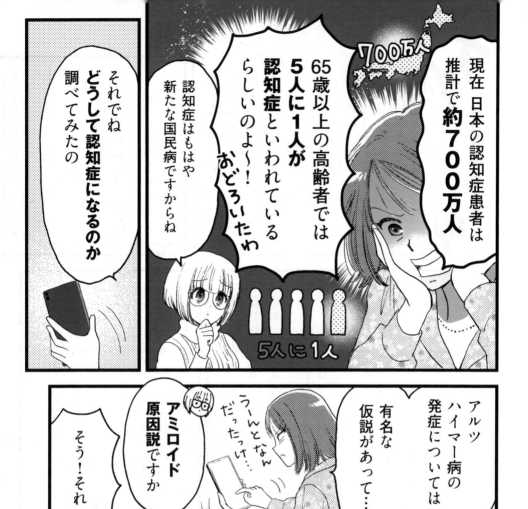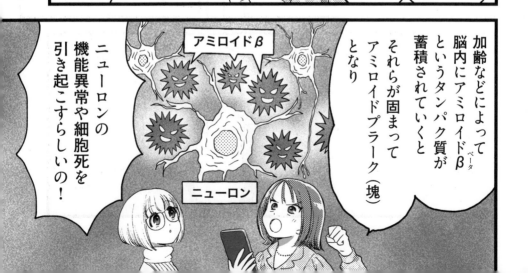

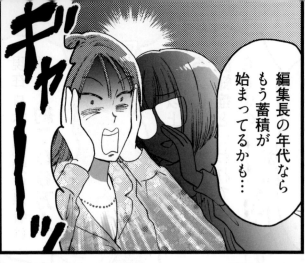
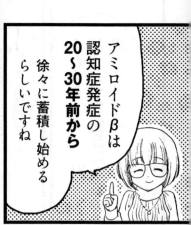
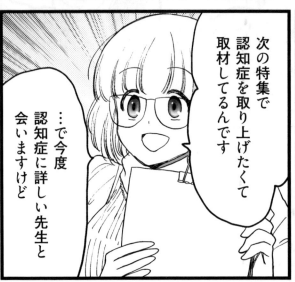
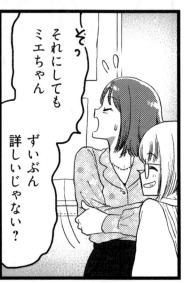
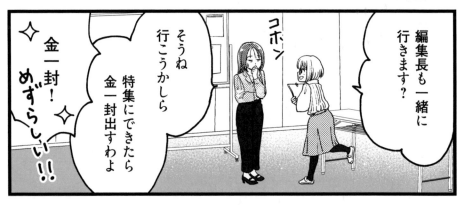

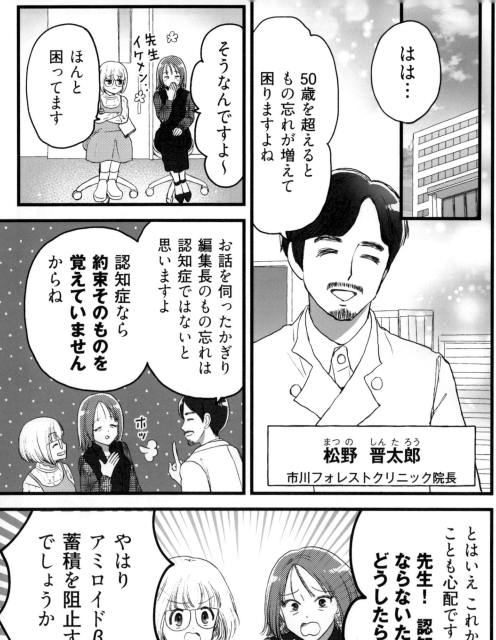

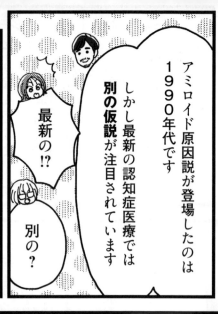
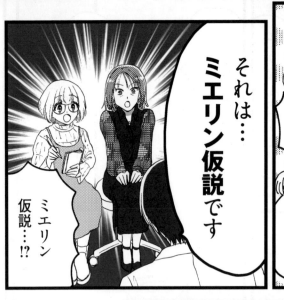
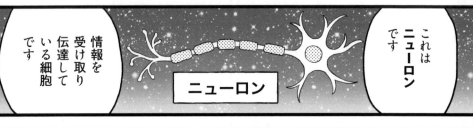
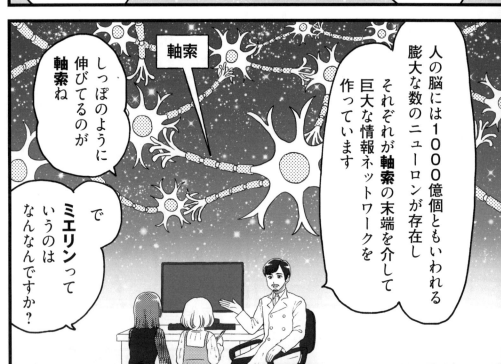

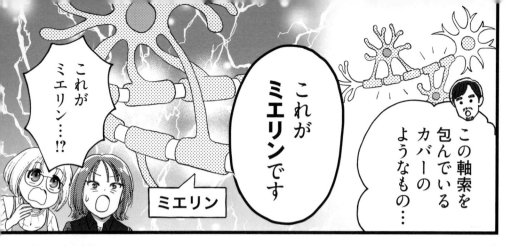

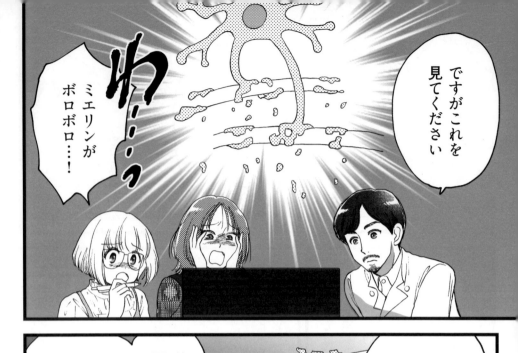

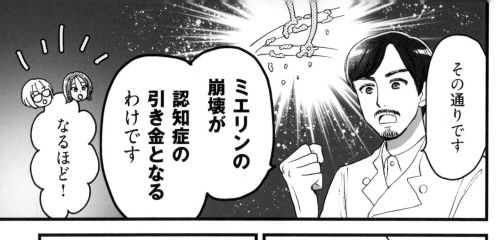

その通りです

ミエリンの崩壊が認知症の引き金となるわけです

なるほど！

じゃあアミロイドβの蓄積は関係ないのかしら？

いえアミロイドβの蓄積にもミエリンは関係しています

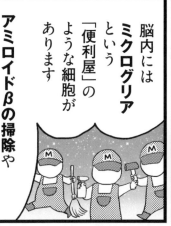

脳内にはミクログリアという「便利屋」のような細胞があります

アミロイドβの掃除やミエリンの修理など何役もこなす頼れる細胞です

実はミエリンが崩壊するとアミロイドβが大量に放出されます

にもかかわらずミクログリアはアミロイドβの掃除よりもミエリンの修理を優先してしまうんです

誰かアミロイドβを掃除して！

ムリ！いま手が回らない！

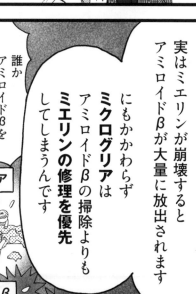

ミクログリア

こうして掃除されないままアミロイドβの蓄積が進んでしまうのです

やっぱりミエリンを正常に保つことこそが重要ね！

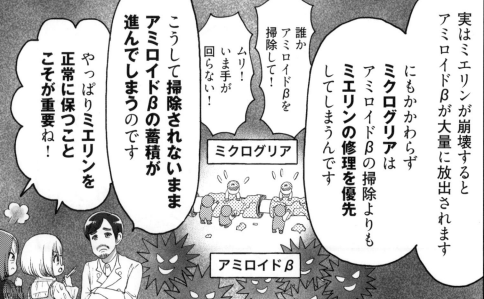

アミロイドβ

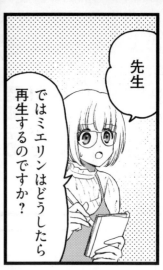
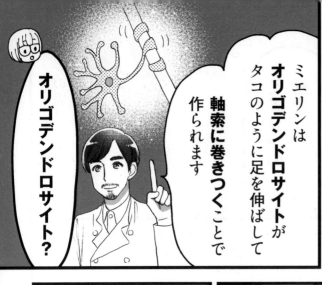
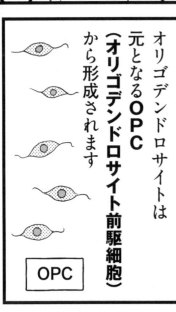
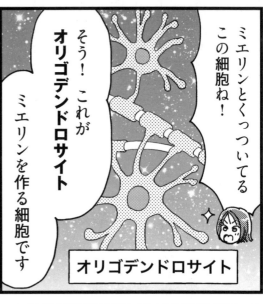
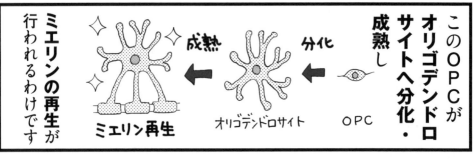

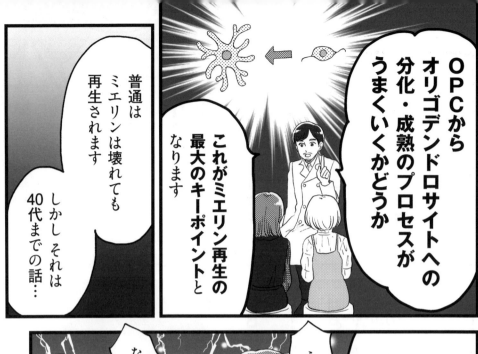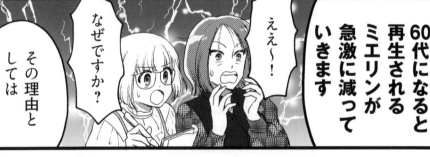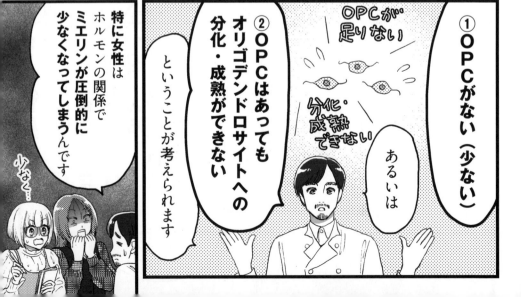

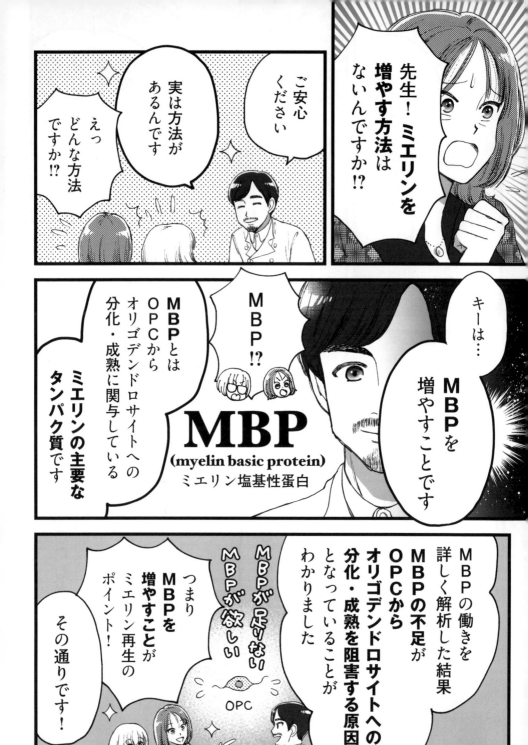

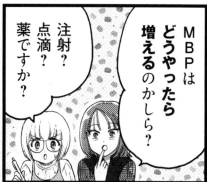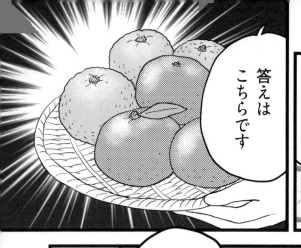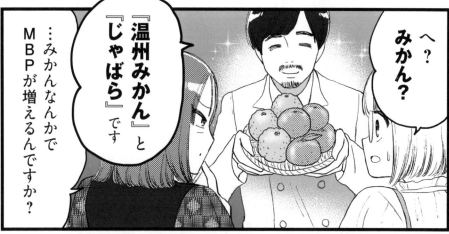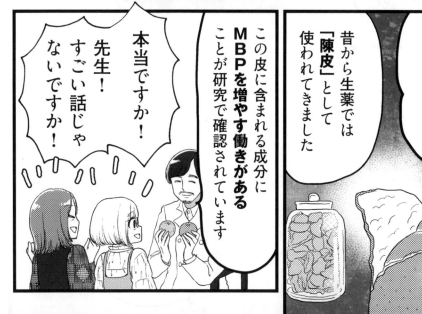

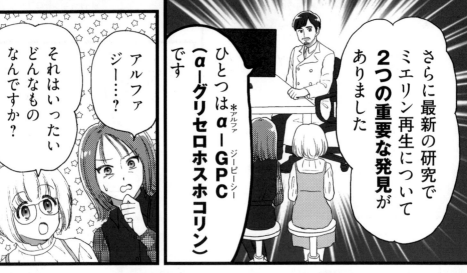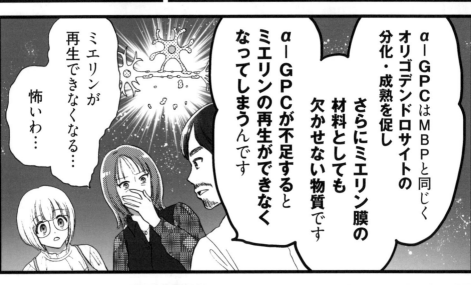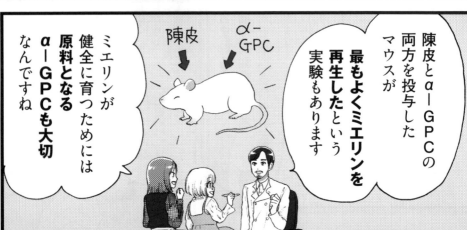

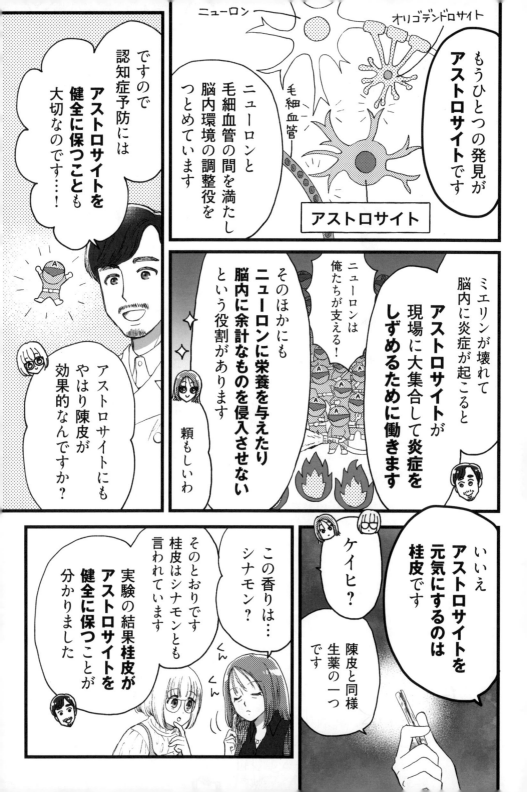

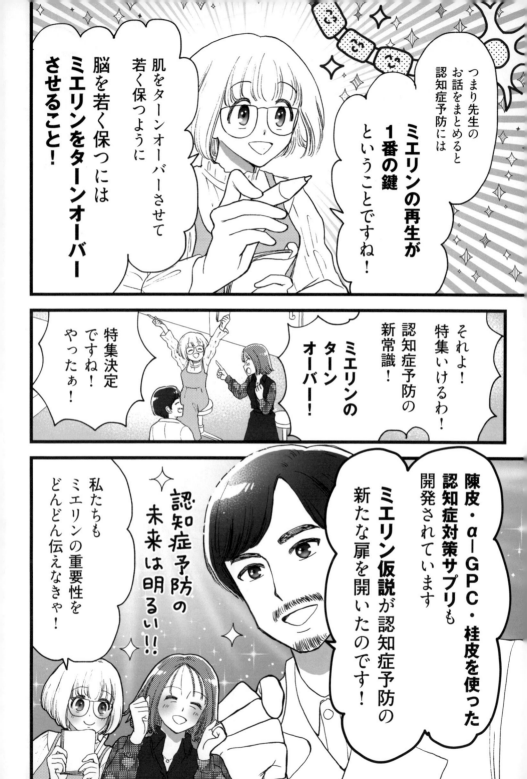

解説 1
認知症の原因といわれていたアミロイドβ（ベータ）とはなにか

　認知症の原因は長い間不明でしたが、1992年、「アルツハイマー病」について画期的な仮説が発表されました。それが「アミロイド原因説」です。

　アミロイドβはタンパク質の一種で、通常は脳内から分解・排泄されるものです。

　ところが、加齢などにより分解・排泄が滞るようになると、アミロイドβ同士が凝集して塊となって蓄積します。「アミロイド原因説」とは、蓄積したアミロイドβの塊がニューロンの活動を阻害、死滅させ、やがて認知症を発症させるというもの。発症する20〜30年前からアミロイドβの蓄積が始まるとされ、仮に70〜80代で発症する人の場合だと、40〜60代から蓄積し始めていることになります。

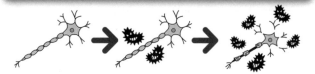

「アミロイド原因説」
アミロイドβが脳内に蓄積してニューロンを死滅させる

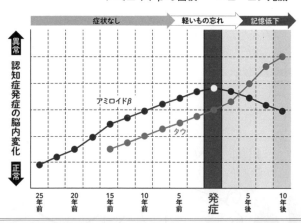

解説 2

ミエリン（髄鞘）とはなにか

　脳を構成するニューロンは、軸索の末端を介して他のニューロンとつながることで、情報を伝えています。

　この軸索に巻き付いている膜がミエリンです。

　ミエリンは軸索を保護するとともに高速で安定した情報伝達に欠かせない存在です。ミエリンが壊れると脳の活動に支障が生じ、認知症を発症するという「ミエリン仮説」が新たに提唱され、注目を集めています。

ニューロンとミエリン

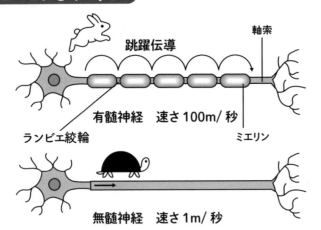

ミエリンの断面

解説3 アミロイドβ蓄積にもミエリンが関与

　最新の「ミエリン仮説」は従来の「アミロイド原因説」を否定するものでしょうか？その疑問に対する一つの答えが最近報告されました。

「ミエリン崩壊がアミロイドβの蓄積に深く関わっている」 とする論文が国際的に権威のある科学雑誌「Nature」に掲載されたのです。

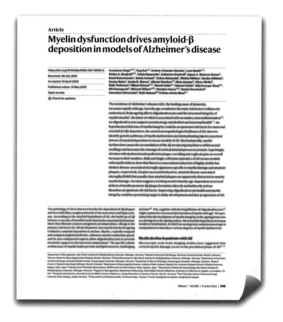

① ミエリンが壊れるとアミロイドβを生み出す酵素が活性化して、アミロイドβが大量に作られプラーク（塊）になり蓄積が起こる

② アミロイドβプラークを掃除（分解・排泄）するのはミクログリア（グリア細胞の一つ）である。しかし、ミエリンが壊れると大量のミクログリアがその修復に動員されるため、プラークの掃除まで手が回らなくなり、アミロイドβの蓄積が進行してしまう

　論文はミエリン崩壊がアミロイドβの蓄積を引き起こす一因であると結論づけています。これは「ミエリン仮説」を裏付ける重要な報告といえます。

解説4 ミエリンは加齢とともに恐ろしい勢いで減る！

　ミエリンは30～40代までは壊れてもすぐに再生しますが、加齢とともに再生が追いつかなくなり、60代以降になると激減していきます。

　ミエリンが壊れると保護していた軸索がダメージを受けて健全なニューロンが減少し、神経活動に大きな支障が生じるため、認知症発症の原因になるといわれます。

　また、ホルモンの影響で男性と比べ女性の方がミエリンが少なくなる傾向があり、認知症の発症率も高いので、女性はより注意が必要です。

加齢によるミエリンの減少
ホルモンの影響で男性より女性の方がミエリンが少ない

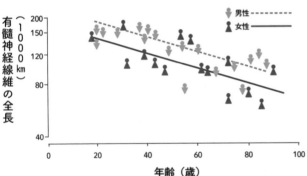

THE JOURNAL OF COMPARATIVE NEUROLOGY 462:144-152(2003) より改変して掲載

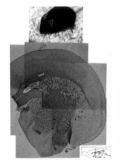
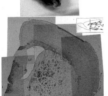

若年マウス（左）と超高齢マウス（右）の染色したミエリン

若年マウスと超高齢マウスのミエリンを染色して比較すると、ミエリンが減少しているため超高齢マウスの方が色が薄いことがわかる

臨床検査 50：961-969（2006）より改変して掲載

解説5 ミエリンを再生させれば認知症予防になる

　ミエリンを作っているのはオリゴデンドロサイトという細胞（グリア細胞の一つ）です。

　ミエリンが傷ついたり壊れたりすると、OPC（オリゴデンドロサイト前駆細胞）が増殖、それが分化・成熟してオリゴデンドロサイトとなり、ミエリンを再生します。

　なぜ歳をとるとミエリンは減少するのでしょうか？　それは、加齢とともに起こる二つのうちいずれかの理由からです。

- OPC が少なくなる
- OPC からオリゴデンドロサイトへの分化・成熟が妨げられる

　認知症の予防には、OPC の増殖と分化・成熟を助けてミエリンを再生させることが重要といえます。

ミエリン再生のメカニズム

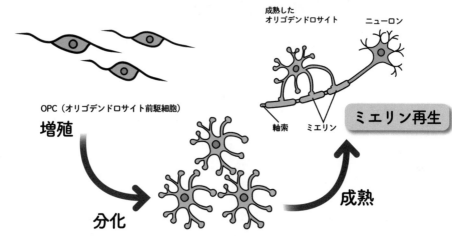

解説6 ミエリン再生を実現した研究

　どうすれば、OPCの増殖、そして分化・成熟を助けることができるのでしょうか？その鍵はミエリンを構成する主要成分にありました。

　研究の結果、ミエリンを構成するタンパク質の一つであるMBP（myelin basic protein：ミエリン塩基性蛋白）がOPCの増殖及び分化・成熟を促すことが分かったのです。

　つまり、MBPを増やせばよいということです。

　MBPを増やすためには、生薬の陳皮を摂取することが有効であるとマウスの研究で初めて明らかになりました*。

　実際に月齢28カ月の老齢マウスに陳皮を2カ月与えたところ、ミエリンの再生が確認されたのです。

＊慶應義塾大学医学部漢方医学センター阿相皓晃博士（現グロービアミエリン研究所）の研究による

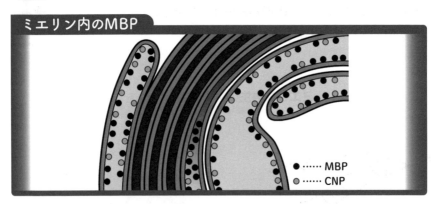

J.Biochem 155: 265-271(2014) より改変して掲載

老齢マウス（月齢28カ月）による実験
- 左：陳皮を投与していないマウスの脳細胞の丸で囲んだ部分はミエリンが壊れています
- 右：陳皮を投与したマウスの脳細胞はミエリンが回復していました

解説 7

ヘスペリジン、ナリルチン、α-GPCの複合投与による驚くべき結果

　ミエリン再生を促進する効果を持つ陳皮は、柑橘類の皮から作られる生薬です。

　柑橘類という、とても身近なものにミエリンを再生させる成分が含まれていたのです。その成分とは陳皮の中の、ヘスペリジン、ナリルチンであることが明らかにされています。ヘスペリジンとナリルチンにα-GPC（α-グリセロホスホコリン）という脂質を加えて老齢マウスに投与したところ、MBPが増えてミエリンの再生が確認されたのです。

　α-GPCはリン脂質の一種で、ミエリン膜の合成に欠かせません。α-GPCが減少すると、脳では顕著なミエリン崩壊が起こります。

老齢マウス（月齢26カ月）による実験

老齢マウスに投与条件を変えて実験した結果、ヘスペリジン、ナリルチンにα-GPCを加えたマウスで、最もミエリンが再生しました

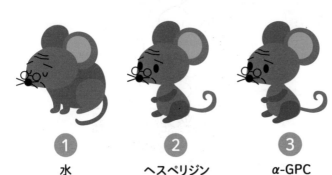
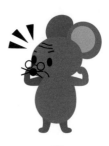

① 水
② ヘスペリジン ナリルチン
③ α-GPC
④ ヘスペリジン ナリルチン α-GPC

解説8 アストロサイトを活性化する桂皮

　ミエリンの再生に効果がある生薬が更に見つかりました。それは桂皮です。

　お菓子作りなどに使われるシナモンとして、ご存じの方もいらっしゃるでしょう。桂皮は、アストロサイト（グリア細胞の一つ）の働きを調整します*。

　下図のように、アストロサイトは脳の活動に広範囲の働きを持つ細胞で、ミエリン再生の他にも様々な役割を担っています。

　桂皮はアストロサイトの働きを助けることで、ミエリン再生及びアミロイドβ蓄積抑制に寄与し、認知症を予防します。

アストロサイトの様々な働き
①中枢神経系内で免疫細胞・貪食細胞として働く
②血液脳関門としての役割
③ニューロンやオリゴデンドロサイトへの栄養補給
④シナプス機能の正常化
⑤グリア細胞同士がつながって情報を共有

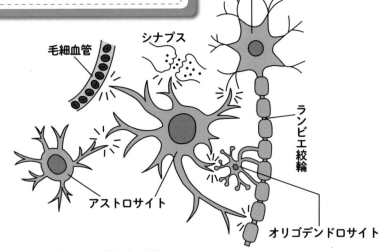

＊阿相皓晃博士（グロービアミエリン研究所）の研究による